La collection « K » dirigée par Nicolas Martin a pour origine une série de conférences publiques organisées par la Maison des Cancérologues de France.

Comment une cellule devient-elle cancéreuse ?
Moshe Yaniv & Nicolas Martin (juin 2005).

LA DERNIÈRE CIGARETTE
NE PLUS FUMER EST UN PLAISIR

© Éditions LE BORD DE L'EAU 2005

site : www.editionsbdl.com
courriel : borddeleau@wanadoo.fr

ISBN : 2-915651-24-8

Patrick DUPONT
&
Nicolas MARTIN

LA DERNIÈRE CIGARETTE
Ne plus fumer est un plaisir

LE BORD DE L'EAU

à Monsieur Maurice Caroit

PATRICK DUPONT

Patrick Dupont est tabacologue. La tabacologie désigne l'ensemble des connaissances scientifiques portant sur le tabac, le tabagisme et l'aide à l'arrêt du tabac. C'est aussi une compétence médicale reconnue comme telle par le Conseil de l'Ordre des Médecins depuis 1997. Il existe dorénavant cinq diplômes interuniversitaires de tabacologie, dont le premier a été créé, à la fin des années 80, par le professeur Robert Molimard, auteur notamment de *La Fume* (Sides Edition).

Médecin généraliste, Patrick Dupont se consacre aujourd'hui entièrement à la lutte contre la dépendance tabagique. Il a travaillé auprès du Professeur Gilbert Lagrue, dans son service de l'hôpital Albert Chenevier à Créteil. Gilbert Lagrue, spécialiste des maladies vasculaires, a créé l'un des premiers centres français d'aide à l'arrêt du tabac. Avec lui et Henri-Jean Aubin, psychiatre, chef de service d'un centre de traitement des addictions, Patrick Dupont a publié aux éditions Odile Jacob : *Comment arrêter de fumer ?*

Depuis plus de deux ans, l'auteur de ce livre est directeur de projet à l'Office français de prévention du tabagisme (O.F.T.), sis dans la Maison du Poumon qui abrite plusieurs associations actives dans la lutte contre les maladies respiratoires. Créée en 1998, sous la forme d'une association Loi 1901, l'O.F.T. a pour mission principale de promouvoir la prévention et l'aide à l'arrêt du tabac. Patrick Dupont y est notamment chargé du volet scientifique de la ligne Tabac Info Service. Laquelle propose un accompagnement personnalisé aux personnes souhaitant arrêter de fumer, des entretiens téléphoniques d'une vingtaine de minutes conduits par des tabacologues diplômés, médecins, infirmières, psychologues.

Patrick Dupont assume également depuis peu la responsabilité de l'unité de coordination de tabacologie de l'hôpital Paul Brousse (service du professeur M. Reynaud) Villejuif. Mises en place par l'Assistance Publique des Hôpitaux de Paris, ces unités ont vocation à offrir un lieu de consultations pour tous les fumeurs, ainsi qu'à instituer, au sein des hôpitaux, des lieux de formation destinés aux professionnels de la santé ; elles veillent aussi au développement d'un travail de liaison dans la lutte contre la dépendance tabagique.

Sa pratique médicale du sevrage, comme ses recherches sur les déterminants du tabagisme, mais aussir son expérience de pédagogue, éprouvée de longue date auprès des soignants et des patients, tout invitait Patrick Dupont a entreprendre un ouvrage grand public sur l'usage du tabac.

NICOLAS MARTIN

Nicolas Martin a travaillé à France Culture. Il a publié aux éditions Le Bord de l'Eau un livre d'entretiens avec le philosophe Robert Misrahi, *Un combat philosophique. Pour une éthique de la joie* ; avec Antoine Spire *Dieu aime-t-il les malades ? Les religions monothéistes face à la maladie* (Anne Carrière), et plus récemment *Le vif de la philosophie, une lecture de L'Ombre au tableau*, un petit texte paru dans un ouvrage collectif intitulé *Chine/ Europe. Percussions dans la pensée. À partir du travail de François Jullien* (sous la direction de Pierre Chartier et de Thierry Marchaisse, collection Quadrige, Presses Universitaires de France).

Combien dénombre-t-on de fumeurs en France ? Comment la répartition se fait-elle entre les hommes et les femmes ? Est-il exact que le nombre de femmes qui fument est en très nette augmentation ?

Patrick Dupont. Les mesures prises ces dernières années par le gouvernement[1] ont permis une réduction du nombre de fumeurs. En effet, une enquête de l'I.N.P.E.S. (ou Institut National de Prévention et d'Education pour la Santé), faite par l'institut B.V.A.[2] en novembre 2003, indique que la population adulte fumeuse est tombée à 30%, soit environ 14 millions de personnes. Ces résultats ont été confirmés en 2005[3]. Quant à la variation entre les hommes et les femmes, elle est à peu près de 34% pour les hommes et de 27% pour les femmes. Dans les années 1960-1970, à peine 10% des femmes fumaient régulièrement, contre 60% des hommes. Le nombre de fumeuses a donc progressé de façon spectaculaire, jusqu'à ces deux dernières années où il semble se réduire. Ce qui est préoccupant est le fait que 58 à 59% des filles et des garçons âgés d'environ dix-huit ans fument, avec sans doute une prédominance des filles. Donc, si cette évolution ne s'infléchit pas, il est évident que la proportion globale de fumeuses dans une dizaine d'années, c'est-à-dire quand les filles d'aujourd'hui dix-huit ans en auront une trentaine, sera

11

équivalente à celle des hommes fumeurs. Précisons enfin que les ventes de cigarettes augmentent de nouveau en cette fin d'année 2005.

Ces données chiffrées sont-elles comparables à celles que l'on relève dans d'autres pays européens ?

On est à peu près dans la moyenne des pays européens pour ce qui est de la population adulte. En revanche, pour les jeunes, c'est en France que la situation est la plus inquiétante. Parmi les pays industrialisés, beaucoup font nettement mieux. Par exemple, au Canada, la proportion de jeunes fumeurs de dix-huit ans a diminué — elle est actuellement de 20 à 26%.

Selon le professeur Maurice Tubiana[4], en France, les trois principales causes évitables de cancer sont le tabac, l'alcool, la surnutrition et l'obésité[5]. Le tabac étant la cause la plus importante puisque Maurice Tubiana le rend responsable d'environ 30% des décès par cancer des Français chez l'homme, moins chez la femme.

La mortalité globale liée au tabac, j'allais dire estimée liée au tabac — parce qu'il est bien évident que c'est toujours difficile à évaluer — s'élève à 65 000 personnes par an. Sur ces 65 000 personnes, toutes pathologies confondues, près de 30 000 sont mortes d'un cancer. Donc, effectivement, les chiffres montrent qu'un cancer sur trois, soit 30 à 35%, est dû à la cigarette.

12

*Quels sont les risques encourus par les fumeurs ?
Par exemple, la fréquence des infarctus du myocarde est-elle augmentée par le tabagisme ? Quelle est la part de ce dernier dans la prévalence[6]
des pathologies de la sphère O.R.L.[7], bronchites
chroniques, asthme, emphysème[8], etc. ? Enfin,
nous venons de l'évoquer, on attribue également à
la cigarette un rôle majeur dans le développement
des cancers du poumon, chez l'homme comme
chez la femme.*

On peut classer toutes ces maladies en trois catégories. Et tout d'abord les pathologies cancéreuses. Il est
vrai que beaucoup de gens associent spontanément la
consommation de tabac au risque de cancers du poumon.
Rappelons cependant que le cancer de la vessie, le cancer du pancréas, des reins, de l'œsophage, sont aussi des
cancers provoqués en grande partie par l'usage du tabac.
Dans le cas du cancer de l'œsophage, c'est l'action con-
juguée du tabac et de l'alcool qui constitue un facteur de
risque important. N'oubliez pas non plus tous les cancers
de la sphère O.R.L., comme le cancer du larynx, très
fréquent. Donc, il n'y a pas que le cancer du poumon.
Deuxièmement, je distinguerais les maladies irritatives
bronchiques, essentiellement les bronchites chroniques.
Sans oublier l'asthme, qui n'est pas dû au tabac mais
aggravé par lui — bien que les crises d'asthme soient
plus fréquentes chez le fumeur que chez le non-fumeur
—, et les pathologies O.R.L. (rhino-pharyngites, otites...)
Et cela dans le cas du tabagisme actif comme du taba-

gisme passif. Sous ce rapport, il est un chiffre décisif que pourtant l'on ne cite pas souvent : les enfants de parents fumeurs contractent 15% d'infections O.R.L. de plus que les enfants de parents non-fumeurs. Enfin, dans le troisième groupe, on classera les pathologies cardio-vasculaires tels que l'infarctus du myocarde ou les accidents vasculaires cérébraux. Le tabac est aussi en partie à l'origine de l'artérite des membres inférieurs[9]. Je dis *en partie* car d'autres facteurs y contribuent. Par exemple, un patient diabétique — le diabète étant déjà en soi l'une des grandes causes de l'artérite des membres inférieurs — s'expose à un risque accru s'il est fumeur. C'est l'un des cas cliniques les plus dramatiques qui soit.

> *Dans les cancers bronchiques, l'impact du tabac serait fonction de l'ancienneté et de la consommation journalière. On s'exposerait à un risque de cancers multiplié par deux lorsqu'on double sa consommation journalière et par vingt lorsqu'on double la durée de consommation.*

Ce sont Richard Peto et Richard Doll[10] qui les premiers ont essayé d'évaluer le risque de cancer bronchique en fonction de la consommation tabagique. Ils se sont aperçus qu'il fallait distinguer la consommation journalière de la durée de consommation. Ce dernier facteur étant le plus important. Voici le rapport : le risque de développer un cancer bronchique est égal au nombre de cigarettes fumées par jour multiplié par la durée, c'est-à-dire le nombre d'années de tabagisme, élevée à la puissance quatre et demi. Ce qui conduit précisément aux chiffres que vous avez indiqués. En effet, si je double ma consommation journalière, je multiplie les risques par deux. En revanche, si je double la durée, je multiplie ce risque par vingt, puisque l'exposant est quatre et demi. Reste qu'il y a deux autres facteurs de risque que ce ratio omet de prendre en compte : tout d'abord, la profondeur de l'inhalation, car il y a des gens qui inhalent plus que d'autres, ainsi que le fait d'avaler la fumée, d'en avaler beaucoup ou peu. À mon avis, c'est un facteur important, mais qu'il est très difficile d'apprécier dans la mesure où les patients eux-mêmes — je dis les patients parce que je suis médecin —, évaluent mal le taux de fumée qu'ils inhalent et/ou avalent. Lorsqu'on posait [ce test n'a plus cours] la question suivante aux fumeurs : avalez-vous ou inhalez-vous la fumée : souvent, parfois, jamais ? 20% d'entre eux répondaient « parfois ». Mais que l'on procède à des analyses[11], et l'on s'aperçoit qu'ils avalent et inhalent la fumée plus fortement qu'ils ne le croient. Bref, c'est un facteur clé, mais qu'il est malheureusement quasi impossible d'estimer d'une façon correcte. Maintenant, soyons clair ! Même si la dose de tabac est statistiquement plus faible dans le cas d'inhalations peu profondes, cela ne signifie nullement que l'on puisse dire à ces fumeurs-là qu'ils ne risquent pas de développer un cancer. Un tel raisonnement serait pour le moins malheureux, évidemment. Une étude récente[12] montre que le risque de cancers chez les « petits » fumeurs (moins de cinq cigarettes par jour) augmente par rapport aux non-fumeurs. Le quatrième facteur[13] enfin, que dans la pratique quotidienne l'on n'évalue pas vraiment non plus, c'est le caractère génétique. L'I.N.S.E.R.M. [14] réalise un certain nombre d'études pour déterminer quels sont les gènes qui, mutés ou absents, prédisposent éventuellement un sujet au développement de telle ou telle maladie. Il semble vraisemblable que plusieurs gènes soient concernés. En conséquence, on ne peut pas dire que si l'on a ou n'a pas tel gène, alors on peut faire ou ne pas faire un cancer du poumon, précisément parce que le processus tumoral résulte de la mutation de plusieurs gènes [15].

Compte tenu des conséquences de l'usage du tabac sur la mortalité comme sur la morbidité [16] associée aux différents risques que vous venez d'évoquer, peut-on affirmer qu'un fumeur a toujours intérêt à cesser de fumer ?

Est-ce qu'à l'arrêt il y a un bénéfice ? Oui, indubitablement, et cela a été établi dans de nombreuses études portant sur les différents risques. L'effet le plus probant, le plus immédiat, concerne le risque cardio-vasculaire, même de décès ; il diminue de moitié dans les années qui suivent un infarctus du myocarde [17]. Donc, c'est un risque dont la probabilité chute rapidement avec le sevrage [18]. La raison en est simple : le fumeur n'absorbant plus de monoxyde de carbone (ou CO, l'un des constituants de la fumée), ce gaz disparaît de l'organisme en deux à trois jours ; or, c'est cette molécule qui est dangereuse pour les artères. Plus précisément, lorsqu'on ne fume plus, le taux de CO expiré dans l'air diminue de 35/40 P.P.M. [19]

(taux mesuré chez un fumeur qui tire assez fort sur ses cigarettes) à 4/5 P.P.M. (taux habituel d'une personne qui ne fume pas ou ne fume plus). Ce qu'en consultation on peut aisément montrer au patient, grâce à des analyseurs de monoxyde de carbone[20]. Donc, le bénéfice escompté est très vite atteint. En revanche, si la diminution du risque de cancer du poumon est assez rapide dans les cinq premières années — à peu près de moitié —, il faudra toutefois attendre dix à quinze ans pour revenir presque au niveau du non-fumeur. En bref, après l'arrêt, on observe une réduction réelle, bien que lente, du risque de cancer. Ce qui malheureusement signifie qu'une personne peut toujours avoir un cancer longtemps après qu'elle a cessé de fumer. Aussi n'est-il pas rare qu'elle se récrie : « Finalement, cela ne valait pas le coup que je m'arrête. » Malgré ces déclarations plus que compréhensibles, il faut réaffirmer qu'arrêter de fumer, même tardivement, diminue la fréquence des cancers.

Les courbes de survie indiqueraient qu'une différence notable ne s'installe entre fumeurs et non-fumeurs qu'après vingt à trente ans de pratique tabagique. Si l'on considère la trajectoire de ces adolescents qui fument de plus en plus tôt, vers quatorze ans pour certains, mieux vaut arrêter de fumer vers trente ans, sauf à voir son espérance de vie se réduire. D'un autre côté, ces mêmes adolescents pourraient en conclure qu'il sera toujours temps de s'arrêter de fumer à trente ans, puisque jusqu'à cet âge-là, en comparaison des non-fumeurs, le risque couru n'est pas décisif.

Ce n'est effectivement qu'à l'âge de trente, trente-cinq ans, qu'un fumeur précoce commence à ressentir les premiers effets délétères du tabac. Par conséquent, d'aucuns pourraient être tentés de tenir le discours suivant aux plus jeunes : « Fumez pendant vingt ans, puis arrêtez-vous, et c'est bon. » Évidemment, on ne leur dira rien de tel. Et cela pour deux raisons. Un tel discours provoquerait immanquablement une recrudescence de la consommation de tabac ainsi qu'une multiplication du nombre de fumeurs. Jugeant qu'ils ne risquent rien, beaucoup seraient enclins à ne plus se réfréner. Souvenez-vous qu'à la fin des années 1990, un point de vue fréquemment entendu était que fumer le cannabis serait sans danger. C'est là sans doute une des explications de l'augmentation de la consommation individuelle de cannabis comme du nombre de ces fumeurs. Lesquels pourraient avoir des problèmes de santé dans les années à venir. Ce n'est certes pas le sujet de ce livre, mais je n'avais encore jamais rencontré un patient âgé seulement de vingt-sept ans, ne présentant aucun autre facteur de risque, faire un infarctus du myocarde : on nous rétorquera qu'il s'agissait d'un fumeur de cannabis régulier ; il n'empêche que les fumeurs de tabac ne souffriront éventuellement d'un infarctus qu'à un âge beaucoup plus avancé. Fermons la parenthèse. Bref, avec un tel raisonnement articulé autour de l'âge seuil de 30 ans, le risque serait grand de voir la quantité de fumée inhalée par individu s'accroître, mais aussi le nombre de fumeurs se multiplier. La deuxième raison pour laquelle il ne faut pas leur laisser accroire qu'il leur suffira de s'arrêter vers trente ans est la suivante : au moins neuf fumeurs quotidiens sur dix deviennent dépendants ; c'est-à-dire qu'ils ne sont plus libres de choisir de fumer ou de ne pas fumer. C'est la définition même de la dépendance. Donc les fumeurs le restent sur le long terme, beaucoup plus longtemps qu'ils ne l'avaient souhaité au départ, et souvent jusqu'à la maladie, malheureusement. Par conséquent, ne pas les dissuader de commencer à fumer, alors que l'on ne sait absolument pas si dans vingt ans ils seront en mesure de s'arrêter, c'est leur faire courir un risque grave et inutile.

A-t-on une idée précise de ce que représente le tabagisme passif ?

Nous en connaissons mieux les conséquences. En France, on estime à 3 000 par an le nombre de morts[21] liées au tabagisme passif. Si dans 90 % des cas, les origines d'un cancer du poumon sont associées à un tabagisme actif, elles le sont à un tabagisme passif dans 5 % des cas et à d'autres causes dans 5 % des cas. Donc oui, certaines maladies sont dues en grande partie au tabagisme passif : certains troubles cardio-vasculaires[22], les problèmes de la sphère O.R.L., les crises d'asthmes chez les enfants exposés à la fumée des cigarettes de leurs parents. Si la majorité des femmes savent qu'il est tout à fait déconseillé de fumer pendant leur grossesse, que cela peut provoquer une diminution du poids de l'enfant à la naissance, elles méconnaissent ces complications que plusieurs études ont pourtant établies : une augmentation du nombre d'accouchements prématurés, de fausses couches, d'hémorragies rétro-placentaires[23], etc. Le tabagisme passif accroît également le risque de mort subite du nourrisson[24]. Pour toutes ces raisons, nous devons affirmer que le tabagisme passif est un problème important, contrairement à ce que les tabagistes ont essayé de nous faire croire ! Rappelons surtout qu'il est possible d'aider efficacement les femmes à s'arrêter de fumer pendant leur grossesse.

Malgré les risques, bien des fumeurs persistent. L'étude EUROASPIRE[25] montre qu'en France, six mois après un infarctus du myocarde ou un pontage[26] coronarien, 25% des patients continuent de fumer. Alors que le sevrage tabagique est essentiel dans les post-infarctus. Ce que confirment plusieurs études[27] qui relèvent une surmortalité de 50% chez les patients qui fument toujours après un accident coronarien. Prenons un autre exemple. Il semble que, parmi les 35% de femmes enceintes qui fumaient avant leur grossesse, 25% continuent pendant, contre 15% en 1981 ; donc, le nombre de femmes fumant pendant leur grossesse progresserait. Comment interprétez-vous ces comportements pour le moins paradoxaux ? Cela signifie-t-il que les patients et les médecins sousestiment le risque tabagique ? Pourtant ce que l'on appelle « le conseil minimal » qui consiste à demander simplement à un patient s'il fume, s'il souhaite arrêter, ces quelques questions donc augmenteraient le nombre de sevrages réussis à un an. Bref, en dépit des risques avérés, nom-

*breux sont celles et ceux qui continuent de fu-
mer après un infarctus, pendant une grossesse...
Pourquoi ?*

La vérité, c'est que la connaissance d'un risque ne suffit pas à vaincre une dépendance. Cette connaissance est
pratiquement acquise par tout le monde, quoiqu'un peu
minimisée par certains ; « minimiser » étant aussi une
façon de se défendre, de se prémunir symboliquement
contre le risque tabagique. Lorsqu'on demande aux gens
quelles sont les maladies liées au tabac, quasiment 100%
des personnes interrogées répondent le cancer, les autres
conséquences sont moins connues. De la même façon,
comme nous l'avons déjà souligné, les jeunes femmes savent pertinemment que fumer est contre indiqué pendant
leur grossesse. En revanche, elles ignorent souvent la nature exacte des risques encourus. Maintenant, pourquoi
certains médecins ne questionnent-ils pas systématique-
ment les patients sur leur statut tabagique ? Les raisons
sont nombreuses et les pratiques médicales hétérogènes[28].
D'abord, certains estiment qu'ils ne sont là que pour
dispenser des soins. Cependant ce discours a tendance
à s'atténuer, les médecins prenant de plus en plus conscience de leur rôle dans la prévention. Ensuite, les professionnels de santé ne sont pas suffisamment informés
– et encore moins formés - sur ce qu'ils peuvent faire
pour aider les patients à cesser de fumer. Enfin, d'autres
pensent encore — à tort — que s'arrêter est une affaire de
volonté. Suivant ce raisonnement erroné, une fois qu'il a
pris soin d'expliquer à son patient pourquoi il lui faut ne

plus fumer, le médecin aura tendance à considérer que la résolution de ce problème ne relève plus de sa responsabilité, mais du seul patient. C'est méconnaître les ressorts de la dépendance. Un autre frein aux yeux des médecins est la perspective, avec le sevrage, de s'engager dans un processus long et un travail peu gratifiant. Les consultations d'aide à l'arrêt du tabac étant deux fois plus longues que les consultations de soin en médecine générale, ce sentiment est tout à fait compréhensible. Sans compter que deux à trois fumeurs sur dix seulement parviennent à arrêter définitivement avec le concours d'une seule thérapeutique. Pour un médecin généraliste qui a l'habitude de prescrire des traitements efficaces, c'est extrêmement dévalorisant. Que l'on songe par exemple au traitement de l'hypertension artérielle : la plupart des médicaments proposés en première intention abaissent la tension dans 60 à 70% des cas. De plus, le médecin peut toujours recourir à d'autres classes de médicaments, de sorte qu'avec deux essais, il est pour ainsi dire actif à 95%. Autre exemple : les antibiotiques guérissent un patient d'une angine d'origine bactérienne neuf fois sur dix. Toutes ces précisions apportées, il faut bien comprendre que si la lutte contre l'usage de la cigarette n'est couronnée de succès que deux à trois fois sur dix au terme d'un travail conséquent, quand les fumeurs sont livrés à eux-mêmes, qu'ils se débrouillent sans aide d'aucune sorte, alors seul un sur dix parvient à ses fins. Le médecin augmente donc de 100 à 200% le nombre d'arrêts dans sa clientèle, par son engagement et l'utilisation de thérapeutiques aujourd'hui éprouvées. Sous cet angle, nous pouvons dire que les professionnels de santé sont efficaces et doivent en prendre conscience. Rien qu'en délivrant le « conseil minimal », le médecin, mais aussi le pharmacien, l'infirmière, la sage-femme par exemple, doublent au moins le nombre d'arrêts dans l'année qui suit[29]. C'est pourquoi nous encourageons tous ces professionnels à donner ce conseil minimal. Lequel ne comprend que deux choses, et non pas trois comme vous le disiez. Car on n'est pas obligé d'infliger au patient la litanie des risques. Il suffira de lui dire : « En tant que professionnel de la santé, je vous conseille vivement d'arrêter de fumer. » Trois cas de figure peuvent alors se présenter. Premièrement, la personne s'y refuse, elle se montre très réticente ; il convient alors de ne pas insister (cela serait contreproductif) mais de se mettre à son entière disposition, dans l'attente du jour où elle décidera d'arrêter. Deuxièmement, si la personne hésite, si elle n'est pas prête, on lui remet une brochure (tous les médecins en reçoivent) qu'on l'incite à lire ; on l'encourage également à réfléchir sur l'intérêt ou les intérêts qu'elle trouverait à ne plus fumer ; puis on l'invite à revenir consulter. Enfin, dernier scénario, la personne attendait qu'on lui propose d'arrêter de fumer, mais ne savait pas trop à qui en parler ; dans ce cas, plus ou moins sollicité, le médecin est appelé à agir immédiatement.

En résumé, quel est le message d'espoir que nous pouvons adresser à tous les fumeurs ?

Aujourd'hui, nous sommes en mesure d'augmenter le nombre de sevrages réussis, grâce à une meilleure connaissance des mécanismes de la dépendance, en prenant grand soin d'établir le profil personnel des patients, en conjuguant efficacement les différentes stratégies de prise en charge du tabagisme.

> *Pourrions-nous dire quelques mots sur les facteurs de la dépendance tabagique ? Il y a souvent une confusion : la nicotine installe la dépendance, mais ne serait pas responsable de la toxicité. Cette dernière serait surtout due au goudron et au monoxyde de carbone contenus dans la fumée des cigarettes. Faut-il distinguer d'autres facteurs de dépendance ? Culturels ? Sociaux ? Cet autre champ de la dépendance est-il aujourd'hui balisé ?*

Oui, depuis quelques années, nettement mieux, bien qu'il y ait toujours une part d'inconnu. Concrètement, dans notre pratique, nous commençons toujours par recevoir les patients en groupe pour une réunion d'information que nous appelons « l'alliance thérapeutique ». Pourquoi ce terme ? La plupart des personnes qui nous consultent pour arrêter de fumer redoutent de ne pas y arriver, soit parce qu'elles ont déjà été confrontées à une ou plusieurs rechutes, soit parce qu'elles ont entendu parler ou été les témoins de difficultés vécues par d'autres fumeurs. De notre côté, nous ne pouvons, pour ainsi dire, « faire arrêter de fumer » quelqu'un qui ne le désire pas vraiment.

Le patient et le thérapeute sont donc tenus de s'engager tous les deux dans ce travail de sevrage, réunis autour d'un projet commun, choisissant ensemble les stratégies à adopter. C'est une véritable alliance thérapeutique. À ce stade, les patients savent que la dépendance est la cause principale des difficultés qu'ils rencontrent sur le chemin de la cessation tabagique. Je rappelle toutefois que tel n'est pas le cas de nombreux fumeurs motivés qui traversent facilement cette étape. Cela dit, l'usage du tabac ne relève pas d'une dépendance, mais de plusieurs. Mon rôle consistera alors à faire prendre conscience à chacun des différents déterminants de sa dépendance. Précisons maintenant que fumer n'est pas d'abord une dépendance, mais un comportement ; c'est un comportement avant que d'être une dépendance. Car bien entendu nul ne commence à fumer sous l'emprise d'une dépendance, fumer est d'abord comportemental. L'une des raisons qui pousse un adolescent à le faire est la pression que le groupe exerce sur lui ; à quatorze ans, on allume souvent sa première cigarette pour « ne pas paraître nul » aux yeux des autres. Ces jeunes gens commencent vis-à-vis d'un autre, pour faire comme le ou la meilleur(e) ami(e), ou intégrer un groupe ; parce qu'ils ont l'impression que fumer est nécessaire pour paraître grand ; inversement, ce peut être par opposition à l'autorité des adultes, etc. On prendra une cigarette pour se donner une contenance, composer un personnage, ou en réaction à des problèmes psychologiques. En effet, plus ils connaissent de difficultés psychologiques, plus les jeunes auront tendance à fumer précocement. Enfin, on fumera pour garder la ligne, ce qui est souvent le cas des jeunes filles. Tous ces adolescents « construisent » un comportement de fumeur, ils l'apprennent, jusqu'à ce que ce comportement soit partie intégrante d'eux-mêmes. En conséquence, on conçoit qu'il puisse être difficile de se résoudre à ne plus fumer (« Je ne me vois pas sans cigarette » disent certains), cela revenant à se défaire d'un comportement acquis de longue date. D'où la nécessité de comprendre puis d'apprendre à devenir une personne sans tabac !

Existe-t-il beaucoup de fumeurs tardifs ?

Dans toutes les statistiques, la plupart des fumeurs le sont avant vingt ans. Cependant, cela arrive : récemment, j'ai rencontré une dame qui avait commencé à l'âge de vingt-deux ans ; mais ce n'est pas fréquent. Le problème est que lorsqu'on commence à fumer, on en tire quelques sensations positives. Même si, interrogés sur ce point, les fumeurs répondent souvent que leur première cigarette n'était pas bonne. Sept fumeurs nouveaux sur dix ressentent des vertiges, des maux de têtes, des nausées, et toussent ; mais il se trouve toujours dans leur entourage un ami pour leur dire : « Ne t'inquiètes pas, tu vas t'y habituer » ; et, effectivement, le corps s'y habitue. Au bout d'un certain temps, le jeune fumeur éprouve des sensations plutôt agréables, de type comportemental notamment, dues au fait, par exemple, que les copains ne se moquent plus de lui. Ce qui l'incite fortement à continuer. D'autre part, la cigarette est à l'origine de sensations physiologiques : par exemple, elle abaisse le niveau de stress suscité par telle ou telle situation. Ce relatif bienfait installe une première dépendance dont la base est à la fois comportementale et cognitive. Comportementale, puisque le sujet prend l'habitude d'une cigarette dans une situation donnée. En conséquence, dans ces moments-là, il aura tendance à en allumer une. Mais aussi cognitive, car il se forge une sorte de personnalité substitutive, comme centrée autour de la cigarette. Certains patients avec qui l'on s'entretient lors d'une consultation de tabacologie n'imaginent pas ne plus fumer, tant la construction de leur personnalité s'adosse à la cigarette depuis l'adolescence ; sans elle, on ne saurait trop insister sur ce point, ils n'ont pour ainsi dire pas d'image d'eux-mêmes. C'est le cas de ce monsieur qui m'a dit : « La cigarette, elle m'aide à vaincre ma timidité, alors comment je fais sans cigarette ? » À ces deux premières dépendances, comportementales et cognitives, s'ajoute la dépendance nicotinique ; elle s'installe très tôt chez le fumeur régulier, quelques semaines ou quelques mois seulement après avoir commencé de fumer, et cela même s'il ne consomme qu'une cigarette par jour. Si l'enseignement de la tabacologie[30], tel qu'il était dispensé au début de mes études, soutenait qu'il fallait deux à trois ans avant que la dépendance à la nicotine ne soit effective, plusieurs études ont infirmé depuis ce jugement : les symptômes de manque nicotinique que répertorie la classification DSM-IV[31] peuvent apparaître très rapidement, en particulier chez les jeunes dont le tabagisme a débuté à l'adolescence[32]. Les conclusions de cette étude américaine ont été validées chez la souris. Des chercheurs ont injecté de la nicotine à deux groupes

27

de souris : dans l'un des groupes, l'âge des souris équivalait à celui de l'adolescence, dans l'autre elles étaient plus âgées. Puis, au bout d'un certain temps, on a sevré tous les rongeurs. Les souris adolescentes présentaient davantage de symptômes de manque, d'irritabilité, de nervosité que les autres. Ce qui tendrait à prouver que lorsqu'on fume dès l'adolescence, c'est-à-dire à l'âge auquel les neurones se forment, la dépendance s'installe avec plus de force que si l'on commence plus tard.

> *Pourriez-vous nous expliquer ce qu'est le soubassement pharmacodynamique de cette dépendance ? Concrètement, que fait la nicotine à l'organisme ?*

La nicotine stimule les neurones et module la libération d'acétylcholine[33] et d'un certain nombre de neuromédiateurs comme la noradrénaline, la dopamine et la sérotonine[34]. Nous possédons tous des récepteurs à la nicotine ou récepteurs nicotiniques cholinergiques. À force de les stimuler, les fumeurs (ou plutôt les neurones des fumeurs) vont fabriquer de nouveaux récepteurs. Il semble que ce soit cette quantité de récepteurs cérébraux augmentée qui oblige à fumer une dose plus importante de nicotine, pour obtenir les mêmes effets de psychostimulation, d'anti-stress, etc. (ce que l'on appelle la tolérance à un produit, ici à la nicotine[35]). Ceux-ci sont jugés plutôt positifs par les fumeurs, bien qu'éphémères. Et quand l'organisme ne reçoit pas la dose à laquelle il est habitué, il ressent des effets plutôt désagréables. C'est le sevrage. Ce manque décrit par les fumeurs ressemble un peu à ce que l'on éprouve lorsqu'on a faim : une sensation de malaise, une boule à l'estomac, du mal à se concentrer, de l'énervement, de l'irritabilité, souvent présentée par les fumeurs comme le trouble plus important, mais aussi une humeur dépressive et parfois même une faim intense. Par conséquent, pour ne pas éprouver cette sensation de manque, le fumeur continue de fumer. En somme, deux dépendances s'auto-entretiennent : la recherche de l'une des sensations positives de la nicotine et sans doute d'autres molécules contenues dans la fumée de tabac ; l'évitement des sensations négatives dues à l'abstinence. Conjuguées, ces deux dépendances induisent un comportement d'auto-administration, les fumeurs contrôlant pour ainsi dire la dose de nicotine qu'ils s'administrent bouffée par bouffée, c'est-à-dire dans des proportions à peu près équivalentes à celles auxquelles ils se sont accoutumés.

Quelles sont les étapes préalables au sevrage ? Vous avez fait allusion à la motivation initiale. Nous pourrions dire un mot des craintes qui entravent la décision d'arrêter de fumer, ainsi que de l'importance d'évaluer la dépendance. Commençons par la motivation initiale. On indique parfois qu'une période de maturation est nécessaire avant que de s'engager dans un sevrage. Prenons l'exemple de la grossesse. Elle constitue un événement psychologique tel que cette période peut être propice à l'arrêt. Inversement, surtout si cette grossesse est inattendue, sommée pour ainsi dire d'en terminer avec le tabac, une femme aura beaucoup de mal à s'y résoudre, précisément parce que le travail motivationnel préalable à cette décision n'aura pas été fait. Bref, qu'en est-il ?

La motivation à l'arrêt est un processus long. Le terme de « maturation » convient bien. Lorsqu'on entreprend une action qui nous coûte (nous reviendrons, je pense, sur les obstacles à l'arrêt), il faut être pleinement conscient de son bien-fondé ; deuxièmement, nous devons savoir et comprendre que l'intérêt que nous poursuivons nous sert personnellement (bref, on doit se sentir concerné) ; et troisièmement, il importe de prendre la décision de le faire, c'est-à-dire de passer à la réalisation, et non pas de s'en tenir au stade déclaratif. Selon cette perspective, bien qu'ils viennent d'eux-mêmes, à l'évidence, la motivation de certains fumeurs manque de consistance. Je mettrais à part les malades chez qui l'on vient de découvrir une pathologie qui nécessite d'en finir avec la cigarette et que nous adressent des confrères ; ceux-là sont pour ainsi dire dans l'obligation de nous consulter, ce qu'ils font souvent sans grand désir « personnel » de ne plus fumer. D'autres se présentent spontanément, mais leur motivation ne tiendra pas davantage, soit parce que le maturation qui la fonde est mal assurée, soit parce qu'ils n'ont pas suffisamment confiance en eux. Un manque de confiance qui s'enracine dans la crainte de ne pas y arriver, dans l'expérience des reprises et des rechutes vécues par eux ou par leur entourage. Détaillons un ou deux exemples : « Je voudrais arrêter de fumer car je sais que cela gêne mes proches, et puis surtout j'ai des enfants en bas âge, donc j'ai envie de le faire pour eux. » Or, trois phrases plus tard, cette même femme dit : « Mais vous savez, je ne les dérange pas car je sors pour fumer. » Il va sans dire que les motifs de sa décision sont incertains, car d'un côté elle veut arrêter pour ne pas importuner les siens, mais de l'autre, elle sait déjà comment contourner ce problème. Autre exemple : « Il faut que j'arrête car je tousse tous les matins. » *A priori*, la motivation est bonne ; pourtant, d'expérience, on sait qu'avec le temps elle va se défaire. En effet, au terme d'une période assez courte, la personne ne tousse plus puisqu'elle ne fume plus. Au tout début, la relative facilité avec laquelle cette victoire a été remportée est plutôt valorisante pour l'ancien fumeur ; puis l'absence de toux, un temps vécue comme un état inhabituel, est progressivement perçue comme normale. Si bien qu'à terme, il ne reste plus que la nostalgie de la cigarette, l'idée qu'il était agréable de fumer. Parvenus à ce stade, les fumeurs devront se résoudre à faire un gros travail sur eux-mêmes, ce à quoi bien entendu nous les aiderons. En leur permettant notamment d'identifier quelles sont les motivations qui leur importent réellement, qui leur paraissent valables et fortes maintenant, dans l'instant, comme sur la longue durée. Ce travail sur la motivation est passionnant. Les bases conceptuelles en ont été jetées par les Américains William Rollnick et Stephen Miller[36] ; en France, d'autres chercheurs, Henri-Jean Aubin[37] notamment, ont développé ces programmes comportementaux qui visent à montrer au fumeur toute l'ambivalence de son discours. Pour reprendre le cas de cette mère de famille qui voulait arrêter de fumer pour ses enfants, mais sortait de son domicile afin de ne pas les indisposer, nous lui demandons si le moyen auquel elle a recours lui convient vraiment. Cette simple question l'aidera à prendre conscience de la fragilité de sa motivation, de l'ambivalence de son attitude, de façon à lui faire déterminer ce qui est le plus important pour elle : sortir pour fumer ou ne pas fumer et profiter de ses enfants ? Car, insistons sur ce point, c'est d'abord pour soi que l'on entreprend un sevrage. Et qu'importe que ce travail soit réalisé bien avant ou tout au début du processus dans lequel le fumeur s'engage ; il doit être fait. Sinon la résolution de celui qui a cessé de fumer sans qu'un fort intérêt n'étaye sa décision, ne dure pas. Mais rassurons-nous : de nombreux fumeurs sont plus que décidés à s'arrêter et, de fait, y parviennent facilement.

> *Quels sont ces freins au sevrage que vous souhaitiez évoquer ? On parle souvent de la crainte de prendre du poids, un frein que mésestimeraient les généralistes.*

Ce problème est plus surestimé que sous-estimé. Soit trois personnes qui ont cessé de fumer : la première n'a pas pris de poids ; une autre a pris deux kilos ; la troisième quinze. Vous retiendrez toujours le cas de la personne qui a grossi de quinze kilos. Or, c'est loin d'être ce qui se passe pour la majorité de celles et ceux qui s'efforcent de ne plus fumer. Deux tiers des fumeurs prennent du poids en arrêtant l'usage de la cigarette. En moyenne, cette prise de poids est de 2,5 à 2,8 kilos chez l'homme et de 3,8 kilos chez la femme. Voilà pour les chiffres.

Sait-on prévenir cette éventuelle surcharge pondérale ?

Oui. Seulement, il n'y a pas un risque mais des risques, différents d'une personne à l'autre. Les personnes qui prennent du poids ne font souvent que rattraper le poids qu'elles auraient eu si elles n'avaient jamais fumé. Cela a été largement prouvé chez l'homme[38]. Reste que quelqu'un qui surveille sa ligne ne se satisfera pas de prendre du poids, même deux kilos ! Maintenant, dans les faits, celles et ceux qui vont beaucoup grossir se trouvent souvent confrontés à des problèmes comportementaux et/ou de nervosité, voire à des états dépressifs qu'ils auront tendance à compenser par une gestuelle qui, à défaut de cigarettes, les pousse à manger davantage, au risque parfois d'une boulimie. Pour pallier une prise de poids modérée, attendue lors d'un sevrage, il suffit de préconiser au patient une petite vigilance alimentaire, ainsi qu'un peu d'exercice physique (par exemple, une demi-heure de marche à pied tous les jours). En revanche, en ce qui concerne les sujets à risques, le problème sera considéré sous l'angle cognitif et comportemental

Les patients sont-ils confrontés à d'autres difficultés ?

Comme je l'ai indiqué, certains ont peur qu'arrêter ne soit trop difficile, d'être irritables, nerveux... Ils doivent savoir que les thérapeutiques, actuelles et futures, bien utilisées, permettent d'éviter ces symptômes. D'autres craignent de rechuter, tout bêtement. Tous projettent leurs inquiétudes. C'est si vrai que beaucoup n'ont jamais essayé. Il est donc essentiel que le médecin dédramatise le sevrage, comme l'éventualité d'une reprise. Les patients doivent savoir qu'il est là pour les aider. Ce matin, j'ai reçu un monsieur dont le rendez-vous avait été fixé depuis un mois, délai relativement court pour nous ; mais, pour lui, c'était trop long. Même s'il a arrêté tout seul et qu'il va bien, il est venu me poser quelques questions. Ce qui traduit bien un sentiment d'inquiétude. En France, sur quatorze millions de fumeurs, schématiquement un tiers peut s'arrêter très facilement, un autre tiers aura besoin d'être aidé, mais sans qu'une consultation spécialisée ne soit requise ; quant au tiers restant, il sera l'objet d'une surveillance plus grande. Je voudrais insister sur le fait que l'un des freins les plus importants à l'arrêt est imputable à l'idée reçue selon laquelle ne plus fumer serait une question de volonté. « Je ne peux pas ; moi, je n'ai pas de volonté. J'ai déjà essayé : ça a marché pendant deux jours, et puis j'ai craqué. » Non ! les fumeurs ne manquent pas de volonté. Ils sont freinés par une dépendance, des dépendances. Que l'on songe aux difficultés autrement plus grandes qu'ils ont dû affronter dans leur vie : un divorce, le décès d'un proche, etc. Voilà pourquoi, avec eux, nous commençons toujours par démonter les mécanismes de la dépendance, afin qu'ils se reconnaissent dans les situations et les exemples que nous développons. Je dis *avec eux*, car s'ils savent décrire leurs réactions face à la cigarette et à ces situations qui suscitent l'envie de fumer, ils ne savent pas les expliquer. À nous de les aider à mieux comprendre l'usage qu'ils font du tabac.

> *Est-il exact que, lors d'un sevrage, rares sont les épisodes dépressifs qui n'aient pu être annoncés par des antécédents ? Faut-il aller jusqu'à recommander de ne pas arrêter de fumer quand on est dépressif ?*

Le problème de la dépression à l'arrêt du tabac n'est pas aussi simple. Nous pouvons considérer plusieurs cas de figure. Tout d'abord, il ne faut pas confondre la dépression à l'arrêt et l'humeur dépressive qui survient parfois dans les premiers jours du sevrage, laquelle est l'un des symptômes du manque de nicotine, et n'évolue pas forcément vers une dépression. Deuxièmement, je conseillerai aux personnes qui ont des antécédents dépressifs personnels[39] de prendre l'avis d'un médecin généraliste ou d'un tabacologue. Nous redoublerons alors de vigilance, nous serons attentifs aux changements de l'humeur, et, si le besoin s'en fait sentir, nous proposerons au patient de les prendre en charge. Troisièmement, bien qu'ils ne présentent aucun antécédent dépressif, l'humeur de certains fumeurs se transforme profondément au cours du sevrage. Là encore, je les invite à consulter sans plus tarder. Car il existe des moyens efficaces pour traiter cette dépression débutante sans avoir recours à la cigarette. Enfin, si une personne dépressive souhaite arrêter de fumer, il est nécessaire qu'un thérapeute — généraliste, tabacologue ou psychiatre — l'aide à résoudre, en même temps, ces deux questions que sont la dépression et le tabagisme. Car des stratégies existent qui dorénavant le permettent. Ainsi, dans une majorité de cas, nous ne devrions plus dire à un fumeur : « Ce n'est pas le moment d'arrêter de fumer. » Le meilleur moment, c'est quand la personne a choisi de le faire !

> *De ce point de vue, les vacances sont-elles une période propice ?*

C'est au fumeur de choisir la date à laquelle il souhaite arrêter, pas au médecin. Il s'agit d'un engagement vis-à-vis de soi-même. Mais cet engagement est celui du fumeur, pas celui du médecin. Le patient se connaissant mieux que le médecin ne le connaîtra jamais. Lui seul sait, en son for intérieur, ce qu'il peut faire, ce dont il est capable, etc. Le médecin et le tabacologue en particulier doivent être là pour l'accompagner dans sa démarche, le conseiller utilement au regard de leur expérience professionnelle. Vous parlez des vacances. Beaucoup pensent que c'est une période favorable pour arrêter : le calme, le changement d'activités et donc d'habitudes, comme fumer, peuvent effectivement y aider. Cependant, il ne faut pas oublier de repérer les situations où l'envie risque de reparaître ; ce que nous appelons des « situations problèmes ». Et notamment celles qui vont se présenter à la rentrée : le stress dû à la reprise du travail, la pause en compagnie de collègues fumeurs, ces fins de repas ponctuées d'un café et d'une cigarette, etc. Bref, ce sont là autant de sollicitations qu'il convient d'anticiper, en y réfléchissant tout simplement ; et si ces situations engendrent malgré tout d'irrépressibles envies de fumer, alors il faut trouver les moyens de les gérer, parfois avec l'appui du thérapeute. Le tout est de ne pas se laisser surprendre ; donc de se préparer.

Venons-en à l'évaluation de la dépendance à la nicotine. Pourquoi cette connaissance est-elle indispensable au choix d'une stratégie thérapeutique ? Le test dit de Fagerström permet d'apprécier le degré de cette dépendance. En quoi consiste-t-il ? Que faut-il penser de l'utilité des dosages biologiques, du CO (ou monoxyde de carbone[40]) dans l'air expiré, d'un métabolite[41] de la nicotine dans les urines ?

Il convient d'abord d'évaluer les dépendances, et non la dépendance ; en particulier les dépendances comportementales et psychologiques. Le minimum requis pour un médecin est de faire passer à son patient le test de Fagerström[42], pour juger de l'ampleur de sa dépendance à la nicotine. Cette étape est essentielle pour proposer à la personne concernée la meilleure stratégie possible. Ce questionnaire permet de classer les fumeurs en quatre catégories : dépendance faible ou nulle, moyenne, forte, très forte. Ce faisant, on a déjà une idée du traitement (ou de l'absence de traitement) que nous serons amenés à prescrire. Si la personne n'est pas dépendante ou l'est faiblement, alors un traitement ne sera pas forcément utile. S'agissant d'une dépendance moyenne (c'est-à-dire de niveau 4 sur une échelle qui en compte dix), il faut prescrire des doses moyennes de substituts nicotiniques[43]. Au niveau 5, on utilise déjà le patch[44] le plus fort ; lequel ne suffit plus aux niveaux 8, 9 et 10. Deux patchs peuvent alors être indiqués, voire davantage, mais sur avis du médecin uniquement. J'insiste sur le fait que seul le médecin est habilité à prendre une telle décision. En ce qui concerne l'analyse du monoxyde de carbone dans l'air expiré et le dosage de métabolites dans les urines (on y mesure la cotinine[45]), ces analyses ne sont pas indispensables pour deux tiers des fumeurs.

La cotinine urinaire ne doit-elle pas être dosée pendant la grossesse ?

L'intérêt du dosage de la cotinine urinaire est double. En rattachant les symptômes décrits à la mesure de la cotinine, laquelle confirmera un sous- ou surdosage, le médecin peut ajuster le dosage du patch. Deuxièmement, chez la femme enceinte, des doses de nicotine supérieures à ce qu'elle fumait pouvant être néfastes à l'enfant, le médecin adaptera les doses à son besoin. Ce dont il pourra s'assurer en mesurant le taux de cotinine dans les urines, avant l'arrêt, et sous traitement. J'ajoute que pour éviter toute accumulation placentaire de la nicotine, celle-ci doit être prise sous forme orale de préférence ou par patchs gardés 16 heures et non 24 !

Quelle est la place respective des stratégies thérapeutiques médicamenteuses et non médicamenteu-

ses dans le sevrage ? Certains médecins préconisent de baisser les doses médicamenteuses et de privilégier le soutien psychologique cependant que d'autres considèrent que chaque échec est dû à un sous dosage. D'autres encore vont plus loin en affirmant qu'il n'y a de succès que médicamenteux. Pourriez-vous démêler ces arguments ?

N'oublions pas que fumer est un comportement avant tout renforcé, plus ou moins fortement, par une dépendance physique dont la nicotine est la principale — mais pas unique — responsable. On comprend alors pourquoi des techniques non médicamenteuses, comme les thérapies comportementales et cognitives, ont fait la preuve de leur efficacité dans l'aide à l'arrêt du tabac. Selon certaines études, ces thérapies doublent le pourcentage de réussite. Mais chez des gens fortement dépendants à la nicotine, cela ne suffira pas. Dans ces cas-là, je suis tout à fait partisan d'un traitement médicamenteux, mais dans le cadre d'une prise en charge globale. Il n'empêche, comme souvent en médecine générale, qu'il n'est pas toujours nécessaire de recourir à des médicaments, loin s'en faut. Considérons le cas de fumeurs non dépendants à la nicotine mais qui n'arrivent pas à se passer de ces trois ou quatre cigarettes par jour qui leur évitent d'être stressés (niveaux 1 ou 2 sur l'échelle de Fagerström). Si vous vous contentez de leur donner des substituts nicotiniques, saturés de nicotine, ils arrêteront de fumer — sauf s'ils présentent des signes de surdosage, bien entendu ; mais le traitement terminé, ils recommenceront, car ces trois

cigarettes quotidiennes leur sont indispensables psychologiquement. Prenons un autre exemple. Celui de personnes
plus ou moins dépendantes à la nicotine, mais fortement
dépendantes de l'usage du tabac, psychologiquement
donc. Tel est notamment le profil de fumeurs souffrant
de syndromes dépressifs lourds, mais aussi de patients
atteints de troubles bipolaires[46], ou de schizophrénie, de
phobies sociales, etc., dont la dépendance par rapport à la
cigarette excède, et de beaucoup, la seule nicotine. Chez
ces personnes, que la cigarette tient souvent dans une
dépendance physique très forte, l'emploi d'un substitut
nicotinique est quasi obligatoire, mais insuffisant. C'est
pourquoi une prise en charge globale est préconisée. Ce
fut l'une des principales recommandations de la conférence de consensus de 1998.

> *De quelles ressources thérapeutiques dispose-t-on
> aujourd'hui ? En quoi les patchs se distinguent-t-
> ils des formes orales ? qui peuvent être des gom-
> mes ou encore des comprimés. Certains tabaco-
> logues semblent établir une sorte de lien entre le
> profil de tel fumeur et une forme médicamenteuse
> donnée. À un patient désireux de maîtriser son
> sevrage, ils prescriront des gommes, afin qu'il
> puisse lui-même moduler les doses de nicotine,
> les formes transdermiques l'installant de fait dans
> une situation de passivité. Cependant qu'à l'in-
> verse, d'autres médecins proscriront les formes
> orales, sous prétexte que la prise du médicament
> maintient la gestuelle du fumeur et donc entre-*

tient une dépendance comportementale. Bref, on s'y perd un peu. Que doit-on en penser ?

Ces deux attitudes médicales sont légitimes. Toutefois elles ne sont pas adaptées à tout le monde. Les praticiens auraient tort de vouloir toujours utiliser une même technique, une même stratégie, quel que soit le fumeur. Ce qui se faisait quand on connaissait mal les dépendances : on usait de thérapeutiques univoques en espérant qu'elles se révèleraient efficaces. Certains fumeurs arrêtaient et d'autres pas. Aujourd'hui, les pratiques sont plus nombreuses et plus variées. Les substituts nicotiniques sont des produits dont la nicotine est identique à celle du tabac, mais qui va pénétrer dans l'organisme d'une autre manière. Je rappelle qu'il ne faut donner de la nicotine qu'à quelqu'un dont le corps est habitué à en recevoir, et encore en veillant à ne pas dépasser la dose à laquelle il s'est accoutumé. De plus, il nous incombe, comme toujours dans l'aide à l'arrêt, de préserver la liberté de choix du patient ; si celui-ci ne veut pas utiliser de patchs mais des gommes, alors laissons le essayer les gommes ; même si nous pensons, que le patch serait préférable dans son cas. Si cela marche, tant mieux. Si c'est difficile, il est probable qu'il révise sa position ; alors que si nous avions cherché à trop infléchir sa décision, le risque aurait été grand qu'il ne rompe la relation thérapeutique.

Incidemment, la nicotine d'un substitut ne crée-t-elle pas une dépendance ?

En France, quatre formes de substituts nicotiniques sont commercialisées. Premièrement, les patchs en forme de timbres à coller sur la peau. Quatre marques ont été lancées sur le marché français, avec trois dosages pour chacune. La nicotine diffuse dans l'organisme par voie transdermique, puis passe dans le sang. Mais cet apport de nicotine n'entretient pas la dépendance, car il est lent et progressif. Rappelons que la dépendance serait liée à la rapidité avec laquelle la nicotine pénètre dans le sang, et qu'elle est atteinte plus vite avec la cigarette qu'avec la pipe ou le cigare. C'est pourquoi 95% des fumeurs consomment la cigarette. Dans le cas du patch, il faut compter entre deux et cinq heures avant que la dose de nicotine n'atteigne son maximum, alors qu'avec une cigarette, cinq à huit minutes suffisent. En France, après treize ans d'utilisation, aucune personne n'est devenue dépendante au patch. Il y a trois autres formes de substituts nicotiniques : à commencer par la forme orale la plus ancienne, les gommes à sucer. Certains parlent de *gommes à mâcher*, mais je préfère le terme de *gommes à sucer*. Car il ne faut pas les mâcher comme un chewing-gum, mais plutôt les sucer, sinon la nicotine est délivrée trop vite et le goût pas vraiment agréable ; sans oublier ces autres désagréments que sont l'irritation de la gorge et de l'estomac ou le hoquet. Autant d'effets indésirables que prévient la pénétration progressive de la nicotine dans l'organisme via la muqueuse de la langue. Ensuite, nous avons des pastilles, soit à sucer, soit à laisser fondre sous la langue. Enfin, le quatrième substitut nicotinique est un *inhaleur*. Il fonctionne avec des cartouches contenant de la nicotine liquide, à inhaler donc. Compte tenu de leurs modes d'administration respectifs et des différentes vitesses de pénétration sanguine de la nicotine qui en résultent, l'*inhaleur* se montre le plus rapide des quatre, la pastille et la gomme produisant leur effet moins rapidement, et le patch très lentement. Sous ce rapport, ils correspondent bien à des patients différents. Quand le fumeur a besoin d'être actif, mieux vaut privilégier une forme orale : gommes, pastilles ou *inhaleur.* Mais ne doit-on lui donner qu'une forme orale ? Cela peut être débattu. En revanche, pour atteindre la dose de nicotine suffisante, les gens fortement dépendants vont devoir recourir à un grand nombre de gommes ou de cartouches. C'est pourquoi, dans ces cas-là, je préfère prescrire un patch, quitte à ce que les gens utilisent également des gommes dans les situations difficiles. Mieux vaut « craquer » pour une gomme que « craquer » pour une cigarette. Il y a encore un produit administré par voie orale dont on n'a pas parlé : le bupropion LP[47], un médicament qui agit comme les substituts nicotiniques sur la dépendance physique due à la nicotine. En résumé, il faut adapter ces outils à chacune des personnes que l'on voit en consultation.

S'agissant d'un patient dont la dépendance serait à la fois alcoolique et tabagique, la démarche du soignant sera-t-elle différente ?

Non. Seules les stratégies thérapeutiques sont à adapter, à la double dépendance comme à la demande du patient.

Mais notre attitude ne sera pas différente. Nous devons agir avec empathie, écoute, compréhension, rigueur.

Le tabagisme passif peut-il installer une dépendance ?

Non. Même si vous côtoyez un fumeur, travaillez avec lui, partagez la même pièce pendant vingt-quatre heures, la façon dont vous inhalez la nicotine ne provoquera pas de montée brutale de la nicotinémie, comme cela est nécessaire pour instaurer une dépendance physique. Donc vos neurones ne seront pas stimulés. En revanche, une inhalation passive mais importante de monoxyde de carbone et de goudron peut générer les complications que nous avons évoquées. Cependant, la manière dont les parents abordent la question du tabac avec leurs enfants, leur pratique quotidienne — par exemple, s'abstiennent-t-ils de fumer tant que leurs enfants ne sont pas en âge de choisir de les imiter ou de ne pas les imiter ? —, tout cela influe sur le statut tabagique de leur progéniture. Pour revenir aux fumeurs passifs, bien qu'ils ne courent aucun risque de dépendance, ils ont parfois besoin d'être aidés pour savoir comment « prendre en charge » le tabagisme de l'autre, qu'il s'agisse d'un conjoint ou d'un collègue. Dans ce dernier cas, il appartient aussi à l'entreprise de respecter la loi Evin[48], chacun pouvant alors veiller à ce que son entreprise applique la loi, qu'elle distingue les espaces non-fumeurs des espaces fumeurs, etc. Quels que soient les efforts consentis pour aider les fumeurs à envisager de ne plus fumer, on ne peut évidemment pas les en empêcher. En revanche, il est de la responsabilité de chacun de les inviter à fumer sans que cela n'incommode les autres. Au niveau du couple, l'enjeu est un peu différent. Nous expliquons au non-fumeur comment sensibiliser le fumeur pour que celui-ci modifie son comportement. Là aussi, l'entretien préconisé est de type motivationnel. Si un non-fumeur déclare tout de go à son conjoint : « Écoute tu me fais suer avec ta cigarette, j'en ai marre, va fumer ailleurs », il est probable qu'il accentue le négatif de la situation où il est confronté. Si au contraire, il lui expose le problème et lui demande de l'aider à le résoudre, sans remettre en cause sa liberté, alors le fumeur se montrera plus compréhensif. Dans le cas d'un couple de fumeurs dont l'un souhaite arrêter de fumer mais l'autre pas, le travail consistera à faire en sorte que la personne qui fume n'augmente pas les difficultés que son conjoint rencontre au cours de son sevrage. Dans tous ces cas de figure, il est essentiel de faire de l'autre un allié et non pas de susciter la confrontation.

Peut-on dire qu'aujourd'hui la prise en charge du sevrage tabagique est plutôt bien maîtrisée, grâce à la pratique du conseil minimal, aux substituts nicotiniques, aux approches comportementales, etc. ?

Oui, même si bien des aspects du sevrage tabagique restent inconnus. Des recherches sont en cours, pour faciliter l'arrêt, pour proposer aux patients des médicaments qui n'auraient pas les inconvénients ou les contre-indications de ceux qui existent. De toute manière, ces médicaments ne répondent pas à l'ensemble des problèmes que soulève le tabagisme, dans le traitement duquel entrent la part de la motivation (préalable et à venir) et la part comportementale. Car je peux très bien avoir un patch, ne plus fumer, et continuer d'être démuni dans une situation stressante. Affronter ce genre de circonstance critique mérite donc un apprentissage. C'est le rôle des thérapies comportementales que d'aider à changer un mode de pensée, à adopter d'autres comportements, etc. Mais des progrès sont à accomplir, notamment dans l'individualisation de l'approche, bien que l'on y travaille beaucoup, et dans l'exploration de l'ambivalence cognitive. Qui n'a pas entendu un fumeur dire : « Je sais qu'arrêter de fumer serait une bonne chose pour moi, mais j'aimerais conserver quelques cigarettes pour le plaisir. » Comment améliorer également la manière dont chaque professionnel de santé pense, ou réagit, etc. ? Car il n'est pas facile, lorsqu'on est assis en face de quelqu'un que l'on ne connaît que depuis dix minutes, de ne pas prononcer une parole de travers, une parole malencontreuse susceptible de lui faire prendre une mauvaise décision.

Vous avez pris soin de préciser que si vous considériez les fumeurs comme des patients, c'est tout simplement parce que vous êtes médecin. Iriez-vous jusqu'à dire comme certains de vos confrères qu'un praticien a tout intérêt à considérer le tabagisme comme une maladie chronique ? Un peu comme si le fait d'inscrire le sevrage dans la longue durée multipliait les chances de réussite.

Vous me posez une question compliquée. Je suis certain que les médecins en général et des tabacologues en particulier pensent comme moi : à partir du moment où une personne franchit la porte de ma consultation pour avoir mon avis, je me dois de l'aider, que je la considère comme malade ou pas, ou pas encore. Fumer doit être considéré comme un comportement à problèmes. Est-il si naturel de devoir stimuler ses neurones à longueur de temps avec un produit psychoactif pour se sentir bien ? Surtout : n'oublions pas que si quelqu'un sollicite l'aide d'un médecin, c'est qu'il éprouve des difficultés. Nous devons l'épauler, et, si cela suffit, lui prodiguer un simple conseil. Est-on nécessairement contraint de s'y reprendre à plusieurs fois pour parvenir à s'arrêter ? Non, c'est comme pour le permis de conduire, certains le réussissent du premier coup. D'autres, après avoir commis une erreur, réapprendront la manœuvre qu'ils ont loupée et repasseront l'examen. Ils ne rateront plus cette manœuvre, mais peut être une autre... et finiront par obtenir leur permis. Il en va de même pour l'arrêt du tabac. Pour certains, la première tentative sera la bonne. D'autres trébucheront sur une première situation qu'ils apprendront ensuite à reconnaître puis à gérer, et ainsi de suite jusqu'à ce que l'arrêt soit définitif !

Vous avez dit à plusieurs reprises que cesser de fumer n'était pas une question de volonté et que par conséquent il ne fallait pas culpabiliser les fumeurs. Pourrions-nous sous ce rapport examiner la teneur de quelques mesures de santé publique ?

En Grande-Bretagne, dans un hôpital, un patient venu consulter pour un problème des bronches aurait été relégué à la fin des listes d'attente au seul prétexte qu'il était un fumeur invétéré. Sous-entendu : il ne fallait pas « fauter ». Derrière ce jugement moral se profile également la position des assurances face à l'usage de la cigarette. Qu'en est-il précisément ?

En France, la situation n'est pas celle de la Grande-Bretagne où des chirurgiens ont pu refuser d'opérer celui ou celle qui fumaient inconsidérément, en dépit des recommandations. Il est cependant vraisemblable qu'en France des chirurgiens aient pu assèner à un malade qu'il ne servait à rien de l'opérer puisqu'il fumait, mais ils n'auront pas refusé de le faire. Le discours tenu n'est donc pas tout à fait le même. Reste qu'il est regrettable qu'un professionnel de la santé puisse dire à un malade : « Vous n'aviez qu'à arrêter de fumer. » Je relisais récemment une étude[49] montrant que 8 % seulement des femmes enceintes fumeuses dans deux grandes maternités se sont vu proposer de l'aide. Que des médecins n'aient pas la formation ni l'envie de s'investir dans un sevrage, je peux le concevoir, mais il est irresponsable de dire à ceux qui désirent ne plus fumer de se débrouiller tout seul. Si les médecins ne souhaitent pas s'en occuper, alors qu'ils orientent leurs patients vers des consultations spécialisées, comme cela se fait pour n'importe quelle pathologie. S'agissant des compagnies d'assurance, certaines sociétés françaises prennent en compte les fumeurs dans les questionnaires d'entrée. C'est une pratique très courante dans les pays anglo-saxons. Aux États-Unis, des entreprises refusent même d'employer des fumeurs, les contrats de travail étant rédigés dans ce sens. Ce changement de regard que la société porte sur les fumeurs peut inciter certains d'entre eux à trouver une raison supplémentaire pour arrêter de fumer, ce qui est vécu par certains comme culpabilisant devenant une source de motivation.

Que pensez-vous des inscriptions énormes qui figurent sur les paquets de cigarettes ? Ne peuvent-elles être perçues comme culpabilisantes ? Surtout pour celui qui peine à s'arrêter de fumer.

Il y a quatorze avertissements sanitaires sur les versos des paquets, et deux au recto. Certains avertissements sont lourds : « Fumer tue. » Néanmoins cela concourt à faire reculer le tabagisme dans la mesure où les auteurs ont pris soin de libeller ces avertissements de telle sorte qu'ils ne culpabilisent ni ne stigmatisent les fumeurs, mais plutôt l'acte. Tout cela a été réfléchi. Globalement la démarche est bonne. Même si je suis plus sensible aux perspectives que les deux messages d'espoir offrent aux patients : « Votre médecin ou votre pharmacien peuvent vous aider à arrêter de fumer » ; « Faites-vous aider pour arrêter de fumer. Téléphonez au 0825 309 301 (0,15€/mn). » Sur quatorze avertissements, ce n'est pas beaucoup, mais c'est mieux que rien. Je suis favorable à la parution du numéro de Tabac-Info-Service sur tous les paquets de cigarette, les fumeurs seraient mieux conseillés et donc mieux orientés.

*Enfin, comment jugez-vous les publicités antita-
bac ? Sont-elles vraiment adaptées à la population
qu'elles ciblent, notamment les adolescents ? Cet
âge où l'on aime se jouer du danger, à côtoyer
la mort pour mieux advenir à la vie, etc. Cette
dimension si particulière de l'adolescence est-elle
prise en compte ?*

Certaines campagnes télévisuelles sont culpabilisatri-
ces, même si elles le sont moins qu'avant. Car, là encore,
les concepteurs ont veillé à ce que les messages ne soient
plus dirigés directement contre le fumeur, mais contre
l'acte lui-même. Le but est d'adresser des messages positifs au fumeur, d'entrouvrir des portes, par exemple en
mentionnant le numéro de Tabac Info Service. Quand à
cibler les jeunes, deux séries de spots s'y sont efforcées,
sur la chaîne de télévision *M6* comme sur *Sky Rock* et
Fun Radio. S'il est difficile de diffuser un message court
qui synthétise efficacement une somme d'informations, je
pense que ces campagnes n'ont pas assez insisté sur l'aide
à l'arrêt. Plus généralement, bien que ces messages soient
utiles, je me demande s'il est plus profitable d'investir
vingt millions d'euros dans une campagne télévisuelle
plutôt que de soutenir le sevrage. Je ne sais pas répondre
à cette question. N'empêche que les moyens alloués pour
venir en aide aux fumeurs comme pour développer la
formation des généralistes sont insuffisants. On devrait
également revaloriser ces consultations où le médecin
passe davantage de temps avec son patient. Et puis de
tels aménagements sont nécessaires tout simplement parce

qu'après avoir entendu ces messages à la télévision et à la radio, les gens se posent mille questions. Souvenez-vous de la teneur de la campagne de mai 2002 : un produit de consommation courante contient de l'acétone, du mercure, etc. Les gens ont eu la trouille, et c'est normal. Mais leur faire peur ne sert à rien si nous ne disposons pas de moyens importants pour les informer et les aider.

Qu'une mesure dissuasive comme l'augmentation du prix des cigarettes puisse être la source d'une inégalité sociale est-il un argument qui vous touche ?

Qui ne serait pas touché ? Quand cette dame pleure dans mon cabinet parce qu'elle n'a plus le sou, qu'elle est surendettée, développe une dépression, comment ne pas y être sensible ? Cette femme fume pour améliorer son moral et souhaite s'arrêter car les cigarettes coûtent cher. Où trouver l'énergie nécessaire pour y parvenir ? Comment obtenir des patchs gratuitement ? Si l'augmentation des prix peut dissuader de commencer de fumer ou encore stimuler la décision d'arrêter, pensons aussi aux plus démunis, et améliorons nos systèmes de prise en charge pour les aider davantage — tout en gardant présent à l'esprit le fait que la dépendance à la cigarette est autant physique que morale et sociale. Les traitements de substitution nicotinique devraient être pris en charge au moins pour les plus démunis, les femmes enceintes et les malades du tabac.

La population doit être informée des risques encourus lorsqu'on fume. C'est l'un des rôles d'une politique de santé publique. A rebours de l'objectif poursuivi, cette ingérence dans la vie des gens ne promeut-elle pas une culture protestataire dirigée contre une société sous l'emprise du soin : « Tu ne fumeras pas », « Tu ne boiras pas », « Tu ne mangeras pas trop », etc.

Qu'à force de s'entendre dire ce qu'il convient de ne pas faire, certains s'y refusent, c'est possible. Je suis persuadé cependant que ces gens ne sont pas la majorité. Car ce n'est pas tant l'information elle-même qui pose problème, celle-ci est pleinement légitime, et somme toute de bon sens, que la façon dont les pouvoirs publics et les professionnels de santé la délivrent.

D'aucuns pourraient même évoquer une sorte de « sanitarisation du social » ou encore un « alignement des conduites », par exemple sous couvert de faire réfléchir un fumeur à l'ambivalence de son discours.

Vous parlez d'alignement des conduites. Je suis convaincu que l'on est confronté à un problème de santé publique majeur. Problème posé à chacune des personnes concernées. Pourquoi fume-t-elle ? Quelles sont les conséquences de ce tabagisme, pour le fumeur comme pour son entourage ? Mais aussi problème que notre société se doit d'affronter : pourquoi tous ces gens ont-ils besoin de prendre des produits psychoactifs ? Quel est le coût des soins imputables au tabac pour la collectivité ? Etc. L'autre aspect que vous soulevez est le côté intrusif de notre démarche médicale. Votre interrogation rejoint ce que pensent beaucoup de médecins : c'est le choix des patients, il ne nous appartient pas de leur dire d'arrêter. C'est précisément la raison pour laquelle certains refusent de délivrer le conseil minimal. Ils se disent : « Je n'ai pas à entrer dans leur intimité. » Ce qu'il faut bien comprendre, c'est qu'au départ le patient n'a pas eu réellement le choix. Si les gens commençaient à fumer dans la pleine conscience des risques qu'ils prennent (« Voilà, j'ai tel âge, je dispose de toutes les informations, je sais pour combien d'années je m'engage, si je vais ou non en souffrir..., je suis donc libre de fumer ou de ne pas fumer »), alors on pourrait être d'accord avec ceux qui disent ne pas vouloir s'immiscer dans la vie des patients. Mais le problème ne se pose pas du tout dans ces termes-là, parce que les tabagistes jouent un rôle fondamental dans l'incitation à la consommation de tabac, notamment auprès des adolescents, parce que l'entourage, amical, social, familial, porte à fumer, ce que l'on finit par faire, par mimétisme, par lassitude, pour céder aux sollicitations, comme nous l'avons dit à plusieurs reprises ; la dépendance n'est pas un choix, mais l'expression d'une liberté perdue. C'est pourquoi, je ne crois pas que l'on puisse reprocher au médecin d'être intrusif. Il est même de son devoir de conseiller l'arrêt pour les raisons de santé que vous connaissez maintenant. Mais conseiller ne suffit pas toujours à motiver. Même informé, un fumeur ne traduira pas forcément « fumer est mauvais pour la santé » par « fumer est mauvais pour MA santé », et encore moins par « je vais arrêter pour protéger ma santé ». Une fois l'information délivrée, l'idée d'arrêter doit cheminer dans l'esprit du patient. Et sous cet angle, redire quels sont les risques encourus, plaider pour le sevrage, etc., tout cela ne sert à rien, ou presque. En revanche, les techniques de l'entretien de motivation ont prouvé leur efficacité, dans la mesure notamment où elles aident les patients à percevoir l'ambivalence de leur attitude qui consiste somme toute à vouloir à la fois fumer et ne plus fumer, « le beurre et l'argent du beurre », comme l'écrit Charles Cungi dans son livre *Savoir faire face aux dépendances* (Editions Retz). Or il n'y a que deux solutions envisageables, dont ils leur appartient d'apprécier la pertinence, mais pour eux, et uniquement pour eux : soit ils fument pour tels motifs ; soit ils ne fument plus pour tels autres motifs. Les patients savent bien que je suis pour l'arrêt, mais je n'interviens pas dans leur choix, je les prépare à choisir, à percevoir leurs difficultés d'une autre manière, sous un autre jour, pour qu'ils soient à même de sortir de cette ambivalence. Ce qui nécessite d'identifier ces craintes que nous avons décrites, ces freins qui enrayent le processus du sevrage, de les dissiper, de les lever, mais en y travaillant ensemble. Par conséquent, loin d'être intrusif, l'entretien motivationnel est une technique d'écoute et de compréhension du patient, respectueuse de l'autre et de son avis, quand bien même nous ne le partagerions pas.

Quel est l'apport du plan anticancer promu par le Président de la République ?

Plusieurs critères structurent l'approche du volet tabac dans le « Plan Cancer », et un certain nombre de projets ont été mis en place : avertissements sanitaires, augmentation du prix, ligne Tabac Info Service, etc. Les moyens alloués aux consultations de tabacologie publiques ont été renforcés, de nouvelles consultations ont été créées. Ces efforts sont à poursuivre afin de pourvoir aux besoins de toutes les zones territoriales. Enfin, la formation des professionnels de santé reste une priorité.

Indépendamment de la pression commerciale que les entreprises du tabac exercent sur les consommateurs, avez-vous subi des pressions de la part de cette industrie, vous ou d'autres médecins ?

Une façon non pas d'acheter les médecins mais de les inciter à penser autrement consiste à leur montrer des études *a priori* scientifiques, en apparence bien faites, mais dont les conclusions divergent de celles qui habituellement pointent la nocivité du tabac. Du coup, vous faites douter le médecin.

Qui sont les porteurs de ces études ?

Les tabagistes !

Ils démarchent les médecins !

Ils démarchent les médecins, bien sûr, *via* des publications, des congrès...

C'est un fait avéré ?

Ce fait est avéré. Les grandes compagnies ont payé des spécialistes médicaux pour publier des études fallacieuses qui sont de véritables vecteurs de désinformation. Un procès a eu lieu en 2003 à Genève. La Cour de justice a relevé une fraude scientifique sans précédent et conclu que les tabagistes ont trompé l'opinion sur l'existence des dangers du tabagisme passif [50]. Les plus jeunes ont été manipulés par cette industrie [51]. On ne fait pas le choix personnel de fumer pendant quarante ans. Un jour, on prend une cigarette parce que tout dans son environnement — et notamment le battage publicitaire — porte à croire, entre autres, que fumer est un moyen d'échapper à la pression que certaines circonstances exercent sur soi. Ce n'est qu'ensuite que l'on tombe dans une dépendance. Et les tabagistes ont su bien avant les médecins ce qui provoquait la dépendance dans la fumée de tabac, comment elle s'installait, comment on pouvait la rendre plus forte, en utilisant du tabac blond plutôt que du tabac brun, plus doux, plus agréable, en introduisant des arômes, en ajoutant certaines molécules susceptibles d'accélérer la pénétration de la nicotine, etc. Faisons de nouveau la supposition qu'avant de le devenir, un fumeur connaisse tous les artifices auxquels les industriels ont recours pour le rendre davantage dépendant, disposant ainsi de toutes les informations utiles ; son choix serait donc réfléchi. On pourrait alors se demander au nom de quoi le médecin se permettrait d'influer sur ce choix. Mais, dans les faits, nous ne sommes jamais placés devant cette hypothèse. Ce choix n'est pas consenti. C'est un choix poussé, pressé, précipité, puis entretenu par les tabagistes. Deuxièmement, à un moment ou à un autre, la dépendance aura des effets délétères, elle provoquera des dégâts. Or ces dégâts, il vaut mieux les prévenir que les guérir, non ? C'est fort de cette idée que j'ai commencé à m'intéresser à ces questions ; quinze ans plus tard, je reste convaincu du bien-fondé de cette démarche : je préfère prévenir que guérir.

Une des conclusions de la conférence de consensus de 1998 insistait sur le fait qu'un objectif commun à l'ensemble des professionnels devrait être l'amélioration de l'accès aux informations, l'optimisation de la prise en charge, l'accompagnement des fumeurs. Donc, la coordination des actions faites par les différents acteurs du soin. Où en est-on ? Il ne semble pas si rare qu'un pharmacien puisse refuser d'honorer une prescription qui ne serait pas conforme aux canons de l'A.M.M. [52] Ce qui a priori se trouve dans la logique professionnelle du pharmacien. Cela ne risque-t-il pas de ruiner le travail accompli par le tabacologue, en semant le doute dans l'esprit du fumeur ?

On doit arriver à une coordination de la connaissance, ce qui requiert des moyens qui n'ont pour l'instant pas été suffisamment mis en place. Les syndicats et unions professionnelles de pharmaciens organisent et financent une partie de ces formations. Malheureusement, ils n'ont pas réussi à impliquer tout le monde. Mais il n'y a pas que les pharmaciens qui soient concernés, le sont aussi les médecins, libéraux comme hospitaliers, les infirmières et les infirmiers, les sages-femmes, etc. Il faut aussi améliorer l'enseignement initial de la tabacologie dans les facultés. Cette coordination est possible et nécessaire, pour deux raisons. Tout d'abord, il importe que tous les professionnels de la santé se forment et se forment bien — conformément au code de déontologie, mais aussi et surtout parce que le tabac est un problème un peu à part. Que l'on soit fumeur ou non-fumeur, nous nous référons tous à des expériences personnelles, au contact d'un parent ou d'un ami. Ainsi, nous avons l'impression de tout savoir sur la cigarette. Seulement voilà ! Quelle que soit la nature de ces expériences, elles n'ont de sens que pour nous, et ne sont pas applicables aux autres. L'une des premières choses que je demande aux soignants est donc l'oubli de ce vécu-là du tabac, de ce qu'ils en ont appris. Les soignants doivent se débarrasser de ces croyances, car les fumeurs qu'ils vont rencontrer seront différents d'eux. En conséquence, l'un des objectifs de la formation sera de diffuser des connaissances partagées par tous, d'uniformiser les discours. Tel était le but de la conférence de consensus de 1998. Depuis, sont intervenues les recommandations de bonnes pratiques publiées par l'Agence française de sécurité sanitaire des produits de santé. Parues en 2003, elles complètent utilement et même étoffent la conférence de 1998. Enfin, s'est tenue la première conférence mondiale de consensus sur Tabac et Grossesse[53]. Il convient également de mieux coordonner les rôles des différents professionnels. De façon à ne pas confronter le fumeur/le patient à deux ou trois discours divergents, à ne pas le mettre en porte-à-faux. C'est l'exemple de cette patiente suivie par un tabacologue qui lui prescrit des substituts nicotiniques, deux patchs et des gommes. Pourquoi ? Parce que la dose de nicotine qu'elle fumait était si forte qu'on ne pouvait l'atteindre qu'avec deux patchs et des gommes. Cette patiente se rend dans une pharmacie d'officine où le pharmacien juge excessive l'ordonnance qu'elle lui présente, et le lui dit. Bien que moins fréquents depuis la fin des années 1990, de tels incidents se produisent toujours. Du coup, la patiente ne sait plus quoi faire. La coordination n'est donc pas simplement de l'ordre de la connaissance ; elle consiste aussi à adopter un même mode de fonctionnement, à développer une culture du dialogue entre les différents acteurs de soin, à comprendre que les critiques sont constructives, à se parler, à entendre les raisons de l'autre, acceptant qu'il puisse ne pas être d'accord. Enfin, et ce n'est pas le moins important, le développement du savoir tabacologique devrait permettre de rompre définitivement avec le charlatanisme qui sévit parfois dans le domaine de l'aide à l'arrêt du tabac. Certains profitent du désarroi des fumeurs pour leur vendre à des prix exorbitants des produits et des outils parfaitement inutiles.

En dehors de ces pratiques charlatanesques, certains se tournent vers des méthodes non-conventionnelles. Deux questions : 1) que faut-il en penser ? 2) en quoi le fait que des gens y recourent néanmoins nous renseignent-ils sur les éventuelles carences du système de prise en charge conventionnel ?

D'autres méthodes médicales ont été et sont encore utilisées dont aucune évaluation sérieuse n'a pu établir l'efficacité. Devons-nous les recommander ? Chaque lecteur répondra par lui-même à cette question. Ma conviction est que nous ne devons proposer que des stratégies efficaces. Quant à la seconde partie de votre question, je ne suis pas certain que les gens qui recourent à ces méthodes le fassent à cause des carences du système conventionnel. La plupart cherchent un moyen simple pour arrêter de fumer, ils sont dans l'attente de quelque chose qui leur fasse oublier la cigarette, sans effort. Ce qu'effectivement nous ne leur offrons pas, tout simplement parce que cela n'existe pas, malheureusement. Maintenant des carences existent. Car encore une fois, la connaissance tabacologique est récente et beaucoup reste à découvrir. Cependant, la France est l'un des rares pays au monde à avoir professionnalisé l'aide à l'arrêt du tabac, avec la création d'un diplôme interuniversitaire de Tabacologie (ou D.I.U.), grâce aux efforts du professeur Robert Molimard[54]. C'est lui qui, avec le concours du professeur Maurice Tubiana, a convaincu le Conseil de l'Ordre des Médecins de l'utilité d'un tel diplôme. Les médecins « diplômés de tabacologie et d'aide au sevrage tabagique » peuvent ainsi faire savoir à leurs patients qu'ils sont en mesure de les soutenir s'ils éprouvent de grandes difficultés. Je milite pour que les tutelles réservent la qualification de « tabacologue » aux seuls détenteurs des D.I.U., médecins tabacologues, infirmières tabacologues, psychologues tabacologues, etc., manière précisément de prévenir les dérives. Bien qu'ils n'aient pas le moindre diplôme, certains s'attribuent impunément le titre de tabacologues. Comment ne pas douter de leur compétence ? La détention de ce titre confère un savoir et charge le praticien d'obligations envers son patient.

Quelle est la place de la ligne Tabac-Info-Service dans le paysage tabacologique français ?

La ligne Tabac-Info-Service est un très bon outil pour les fumeurs et les professionnels de santé. Les premiers y obtiennent des renseignements et surtout des conseils individualisés, grâce à un entretien — téléphonique donc — avec un tabacologue sur l'aide à l'arrêt ; ce dernier pouvant orienter l'appelant vers une structure de soin adaptée à son besoin, vers le médecin généraliste, le pharmacien, le tabacologue, etc. Pour les seconds ensuite, Tabac-Info-Service est une source d'informations fondées sur les recommandations scientifiques des différents consensus que nous avons cités, donc validées, donc pertinentes, qu'ils consulteront et dont, confiants, ils communiqueront le numéro de téléphone aux patients en quête de savoir. Ainsi, nous assurons l'interface entre les fumeurs et les soignants.

> *Que pensez-vous du titre de ce livre,* La dernière cigarette, *et surtout de son sous-titre,* Ne plus fumer est un plaisir *?*

Prendre la décision de ne plus fumer, se dire que c'est la dernière cigarette, n'est pas toujours facile. Comment accepter cette perte ? En faire le deuil, disent certains ; ou plutôt, comment faire le deuil, comme me l'a dit un jour un patient, de ce qui serait un « divorce consenti ». Pourquoi consenti ? Parce que ce patient a fini par trouver plus d'avantages à ne pas fumer qu'à continuer. Arrivé à ce stade, où ne plus fumer était devenu pour lui un plaisir, nous pouvions dire, ensemble, que son arrêt était réussi. Un fumeur accepte d'abandonner « sa » cigarette s'il en voit l'intérêt, si le gain souhaité, puis perçu comme tel, est suffisamment grand pour combler le vide du « plus jamais ». Ce à quoi le tabacologue et le patient peuvent travailler de concert, en favorisant l'épanouissement de cette idée, son acceptation par le patient, le maintien de sa motivation, etc. Parfois, il sera utile d'inviter tel fumeur à ne pas trop penser à la perspective du « plus jamais », à vivre la démarche qu'il a entreprise au jour le jour, à profiter pleinement des progrès accomplis sur la voie du sevrage. J'ai appris de l'écoute de mes patients que l'envie et la force de ne pas succomber à la tentation d'une cigarette naissent du plaisir que l'on éprouve à ne plus fumer. Aussi le médecin encouragera-t-il le patient à être attentif à de tels acquis, à se les remémorer, mais il ne lui imposera pas sa propre vision des choses, il ne cherchera pas à l'orienter vers tel ou tel bénéfice. Me vient en mémoire la remarque d'une patiente : « Lors d'un arrêt précédent, le médecin m'avait dit que j'allais gagner du souffle et recouvrer le sens du goût. Je n'ai pas vu la différence. Du coup, j'ai repris ma cigarette ! » C'est donc bien au patient d'être vigilant à ces modifications dont l'arrêt du tabac est la cause et qui lui font particulièrement plaisir, que celles-ci soient de nature physique, comportementale, et/ou cognitive.

Quelle conclusion ?

J'en tirerai deux. L'une à l'intention des professionnels de la santé, moi en premier. Maurice Caroit, à qui j'ai souhaité dédier ce livre, tant le souvenir de son enseignement et de son amitié m'importe, s'est efforcé de m'inculquer le sens de la rigueur et de l'humilité : ayons la rigueur de la connaissance et l'humilité de reconnaître que nous ne savons pas tout, ni sur l'être humain, ni sur le tabac. La seconde est un message adressé à tous les fumeurs qui hésitent encore : essayez ! Essayer avant de dire : « Je ne peux pas. » Si cela ne marche pas, vous saurez au moins que vous devez être aidé. En cas de succès... quel plaisir !

Pour en savoir plus :

Arrêter de fumer ? G.Lagrue, éditions Odile Jacob
Comment arrêter de fumer ? H-J.Aubin, P.Dupont, G.Lagrue, éditions Odile Jacob
La Fume - Smoking, R.Molimard, éditions Sides
Faire face aux dépendances, C.Cungi, éditions Retz

Tabac-Info-Service : 0.825.309.310 (0,15 euro/mn)

Sites internet:
- http://www.tabac-info-service.fr
- http://www.oft-asso.fr
- http://www.jesuismanipule.com
- http://www.afssaps.sante.com
- http://www.anaes.fr
- http://www.inpes.sante.fr

[1] Augmentation des prix en 2003 et 2004, avertissements sanitaires sur les paquets de cigarettes, campagnes d'information, mise en place de la ligne Tabac-Info-Service.

[2] Enquête I.N.P.E.S., novembre 2003, faite sur les bases des « Baromètre Santé » de 1995 et 2000. Ce baromètre évalue les connaissances et les comportements en matière de santé des personnes résidant en France. Pour mémoire, l'institut B.V.A. est un institut d'études de marché et d'opinion.

[3] Enquête I.N.P.E.S. février 2005, B.E.H. (ou Bulletin Epidémiologique hebdomadaire) n°21-22/2005, page 97.

[4] Maurice Tubiana a publié un ouvrage de référence aux éditions Odile Jacob : *Le Cancer, hier, aujourd'hui, demain*. En 2003, les Presses Universitaires de France ont réédité *Le Cancer*, dans la collection Que sais-je ?

[5] Maurice Tubiana. Politique de santé publique, la lutte contre le tabagisme. Transcription d'une conférence tenue le 4 octobre 2002 à la Maison des cancérologues de France.

[6] En épidémiologie, la prévalence est le nombre de cas de maladies (ou le nombre de malades) ou de tout autre événement médical comptabilisés au sein d'une population déterminée [la population d'un pays ou une population unitaire de 100 000 personnes]. Ce chiffre englobe les cas diagnostiqués récemment et anciennement. La prévalence se distingue de l'incidence dans la mesure où l'incidence ne répertorie que les cas apparus pendant une période donnée.

[7] O.R.L. pour oto-rhino-laryngologie : oreilles, nez, larynx.

[8] L'emphysème pulmonaire est une dilatation excessive et permanente des alvéoles pulmonaires. Ce gonflement peut entraîner la rupture des cloisons alvéolaires et l'infiltration gazeuse du tissu cellulaire.

[9] L'artérite des membres inférieurs est une affection due le plus souvent à la formation de plaques athéromateuses (c'est-à-dire à des

dépôts de petits nodules gras) au niveau de la paroi des artères qui risquent à terme de se boucher.

[10] Richard Peto est professeur de statistiques médicales et d'épidémiologie. Il codirige le Clinical Trial Service Unit (C.T.S.U.) à Oxford. Il a été élu *fellow* de la Royal Society of London. Ancien professeur de médecine à l'Université d'Oxford, Richard Doll était aussi l'un des pionniers de l'épidémiologie. L'épidémiologie étant la science qui étudie la fréquence, la répartition et les déterminants des états de santé de la population.

[11] Mesure du monoxyde de carbone en consultation ou dans des unités de recherche, mesure du volume et de la durée de chaque bouffée.

[12] K. Bjartveit. Tobacco control, 2005 ; 14 : 315-320.

[13] En résumé, les quatre facteurs tabagiques évoqués dans la possible survenue d'un cancer bronchique sont : la consommation tabagique journalière, la durée de consommation, le taux de fumée inhalée et/ou avalée, et enfin, pour ainsi dire indirectement, la prédisposition génétique.

[14] L'I.N.S.E.R.M. (ou Institut national de la santé et de la recherche médicale) est un établissement public de recherche à caractère scientifique et technologique.

[15] Le lecteur pourra se référer au précédent livre de la collection « Questions sur le cancer » : *Comment une cellule devient-elle cancéreuse ?* de Moshe Yaniv (Ed. Le Bord de L'Eau, 2005). Rappelons simplement ici qu'un gène est une portion d'acide désoxyribonucléique (ou A.D.N.), lequel A.D.N., support moléculaire du matériel génétique, est enroulé et replié dans les chromosomes. L'acquisition de mutations dans les gènes est secondaire aux réplications (ou duplications) de l'A.D.N. lors de chaque division cellulaire et est naturellement favorisée par l'exposition de la cellule aux agents mutagènes. C'est-à-dire susceptibles précisément d'introduire des changements – des mutations donc – dans les gènes. Ce qui est le cas de la cigarette, par l'intermédiaire de composants contenus dans la feuille ou produits par la combustion. On lira également avec profit la contribution de Dominique Stoppa-Lyonnet à un ouvrage collectif à paraître aux éditions Le Bord de L'eau (*La*

Recherche sur le cancer a-t-elle échappé au tout génétique ?, 2006) : « La notion de prédisposition génétique au(x) cancer(s) est une notion relative. Elle correspond à une augmentation de risque de cancers ou d'un cancer donné d'une personne par rapport à une autre, appariée pour le sexe, l'âge et l'exposition aux agents mutagènes... »

[16] La mortalité exprime le taux de décès par unité de temps et dans une population donnée, en général par année et pour 100 000 habitants. Alors que la mortalité représente le taux de décès, la morbidité témoigne du taux de maladies observées dans une population donnée, soit pendant un temps donné, en général une année (incidence), soit à un moment (prévalence). In Dictionnaire des cancers de A à Z. Fédération nationale des centres de lutte contre le cancer.

[17] J. Critchley. Mortality risk reduction associated with smoking cessation in patients with conoray heart disease (Réduction du risque de mortalité chez les patients ayant arrêté de fumer après une maladie coronarienne) JAMA, 2003 ; 290, 86-97.

[18] Le sevrage est l'ensemble des stratégies qui permettent à un fumeur de s'arrêter, à court et à long termes.

[19] PPM = Partie par million, soit le nombre de cm^3 d'oxyde de carbone pur par m^3 d'air alvéolaire.

[20] Son principe est comparable à celui d'un alcootest. De la même manière qu'après avoir retenu sa respiration durant quelques secondes, l'air soufflé par un individu dans le ballon reflète l'alcoolémie, le gaz expiré puis piégé par un analyseur de monoxyde de carbone indique la composition en CO du sang artériel.

[21] B. Dautzenberg. Le tabagisme passif. Rapport au Directeur Général de la Santé. La Documentation Française, Paris, 1 vol, 2001.

[22] M. Tubiana. Tabagisme passif. Rapport et vœu de l'Académie de Médecine. 1997 ; 181 : 4-5.

[23] Un décollement prématuré du placenta (avant la naissance du fœtus) peut induire la formation d'un hématome dit rétroplacentaire qui expose le fœtus et la mère à de graves conséquences.

[24] Le syndrome de la mort subite du nourrisson est défini comme le décès soudain et inattendu d'un jeune enfant, demeurant inexpliqué malgré les examens réalisés après la mort. Une autopsie complète

permettant de différencier les morts subites explicables et les morts subites inexpliquées.

[25] Une première enquête EUROASPIRE I (European Action on Secondary Prevention by Intervention to Reduce Evens - 1995/1996) a dressé un état des lieux de la situation des patients présentant une pathologie coronarienne, et cela dans 9 pays européens, dont la France. En 1999-2000, EUROASPIRE II a mesuré l'impact des mesures préventives qui avaient été préconisées après la première enquête.

[26] Pontage : « Union de deux veines (ou artères) distantes l'une de l'autre, par greffage sur un troisième segment, en aval de la lésion ». In Le Grand Robert de la langue française.

[27] C. Wilhelmsson *and al.* Smoking and myocardial infarction (Consommation de tabac et infarctus du myocarde). Lancet. 1975 ; 1 :415-420.

[28] V. Laforgue. Enquête auprès de 369 médecins généralistes de la Vienne. Thèse de médecine, 1986. A. Gourichon. Les freins des médecins généralistes face à l'arrêt du tabac. Thèse en cours.

[29] K. Slama. Conférence de Consensus sur l'arrêt de la consommation de tabac. Paris, 1998, Ed EDK, 1 vol.

[30] La Tabacologie désigne d'une part l'ensemble des connaissances scientifiques qui portent sur le tabac, le tabagisme et l'aide à l'arrêt du tabac et d'autre part, la compétence médicale reconnue comme telle par le Conseil de l'Ordre des Médecins depuis 1997.

[31] La classification DSM-IV (ou manuel diagnostic et statistique des troubles mentaux) recense un certain nombre de troubles du comportement, d'états anxieux, de phobies, etc.

[32] K.C. Wheeler, J.R. Difranza *et al.* Screening adolescents for nicotine dependence : the Hooked On Nicotine Checklist. J Adolecs Health. 2004 ; 35 : 225-30.

[33] L'acétylcholine est l'une des nombreuses substances chimiques qui interviennent comme médiateurs dans la transmission de l'influx nerveux. Libérée par un neurone après qu'il a été stimulé, cette molécule (ou neurotransmetteur) se fixe soit sur le récepteur d'un autre neurone soit sur tel récepteur de la cellule d'un organe.

[34] Comme l'acétylcholine, la dopamine, la noradrénaline et la sérotonine sont des neurotransmetteurs. On a pu établir une relation entre tels neurotransmetteurs déficitaires et tels troubles nerveux, comme le déficit en dopamine dans le cas de la maladie de Parkinson.

[35] J. Le Houezec. « Psychopharmacologie de la nicotine » in H-J Aubin, Nicotine et troubles neuropsychiatriques. Masson. Paris 1 Vol. 1997. 3.32.

[36] Les psychologues William Rollnick et Stephen Miller ont construit un entretien motivationnel fondé sur une approche psychothérapeutique. Dans la littérature, deux autres auteurs sont fréquemment cités : James Prochaska et Carlo Diclemente, lesquels ont décrit le parcours motivationnel de sujets souffrant de conduites addictives.

[37] Pour mémoire, le docteur Henri-Jean Aubin, psychiatre, chef de service d'un centre de traitement des addictions, est l'un des coauteurs du livre publié avec Gilbert Lagrue et Patrick Dupont, *Comment arrêter de fumer ?* éd. Odile Jacob.

[38] Williamson et al. Smoking cessation and severity of weight gain in a national cohort (Arrêt du tabac et sévérité de la prise de poids dans une cohorte nationale) The New England Journal of Medecine, 1991; 324: 739-745.

[39] La pratique médicale distingue les antécédents du sujet examiné des faits pathologiques concernant sa famille ou ses ascendants. Dans ce dernier cas, on parlera d'antécédents familiaux.

[40] Cf. les notes 19 et 20, pour mémoire.

[41] Désigne ici toute substance formée dans l'organisme au cours des phénomènes de transformation et de dégradation de la nicotine.

[42] Fagerström et coll. The Fagerström Test for Nicotine dépendence : a revision of the Fagerström Tolerance questionnaire. (Le test de dépendance à la nicotine de Fagerström : révision du questionnaire de tolérance de Fagerström.) Br. J. Addiction 1991 ; 86 : 1119-27.

[43] Substituts nicotiniques : traitements à base de nicotine synthétique – voir plus loin.

[44] Le patch ou timbre ou dispositif transdermique est un sparadrap contenant de la nicotine – voir plus loin.

[45] La cotinine est un métabolite de la nicotine dont le dosage permet d'apprécier l'exposition au tabagisme.

[46] Les troubles bipolaires résultent de dysfonctionnements au niveau du système nerveux central. À la différence des troubles dépressifs, ces troubles sont dits bipolaires parce qu'ils sont également caractérisés par la présence (ou des antécédents) d'épisodes maniaques. Plus de 1% de la population serait concerné.

[47] Il s'agit d'un médicament utilisé dans certains pays comme antidépresseur. Les contre-indications et les effets indésirables attachés à ce médicament imposent une surveillance médicale étroite.

[48] Il s'agit de Claude Evin. Les dispositions de cette loi sont relatives à la lutte contre le tabagisme. Elle a paru au *Journal Officiel* le 12 janvier 1991.

[49] I. Plaud-Diakité. Femmes enceintes et tabac. Mémoire de DESS de Santé Publique. 1999. Paris.

[50] Cf. Globalink. Victoire de deux anti-tabagistes devant la justice genevoise. http://www.globalink.org/

[51] Voir le site jesuismanipule.com.

[52] A.M.M. ou Autorisation de Mise sur le Marché d'un médicament

[53] Conférence de Consensus Grossesse et Tabac. Lille, octobre 2004. A.N.A.E.S. (ou Agence Nationale d'Accréditation et d'Evaluation en Santé)

[54] Robert Molimard est notamment l'auteur de *La Fume. Smoking.* Sides édition, 2004.

Sommaire

Achevé d'imprimer en décembre 2005

Pour le compte des éditions LE BORD DE L'EAU
Imprimé en Bulgarie

Dépôt légal : décembre 2005